腰椎分離症のミカタ

監修 **西良浩一** 著 **酒井紀典**

文光堂

●監修
　西良　浩一（さいりょう こういち）　徳島大学大学院医歯薬学研究部運動機能外科学教授

●著
　酒井　紀典（さかい としのり）　徳島大学大学院医歯薬学研究部運動機能外科学准教授

監修の序

　このたび，教室の准教授である酒井紀典先生による書籍「分離症のミカタ」が上梓・刊行されました．大変充実した，そして豊富な情報が満載の教科書に仕上がり，とても喜ばしく思います．本書には徳島大学分離研究40年の歴史が凝集しております．

　さて腰椎分離症は，徳島大学では1980年代よりメインテーマの一つであり，教室を挙げて取り組んできました．私が入局した1988年には，井形教授，村瀬講師を中心としたチームで臨床研究を中心に取り組んでおりました．私が分離症研究班に合流したのは1995年のことです．最初のテーマは，腰椎分離症が発育期に終板ですべる「井形の徳島セオリー」を生体力学的に証明せよ！というものでした．アイオワ大学留学中に子牛の脊椎を使って証明できたこと，懐かしく思い出されます．その後は分離症研究班として一貫して分離症を中心に脊椎外科領域の研究を継続しております．2006年トレド大学から帰国した頃，酒井先生が直属の部下となり，徳島大学にて分離研究を酒井先生と二人三脚で行うようになりました．

　酒井先生の最初のテーマは日本人の発生頻度を調査するものでした．他科で撮影された成人2,000人のCT scanを解析し，117名の分離症（5.9%の頻度）を見出しました．その後，早期診断におけるMRIの有用性，Hard braceを使った保存療法の指針，低侵襲分離修復術Smiley Face Rod法，内視鏡による分離除圧術，再発の頻度と予防としての運動療法など，次々と分離症に関する研究が進みました．現在酒井先生は，分離症遺伝子解明，進行期分離の癒合率向上など，さらに精力的に活動しております．

　思い起こせば私が分離症研究を始めた頃，学会での分離症セッションでは，いつも同じ顔ぶれでした．名古屋の吉田先生，浜松の小林先生，大分の大場先生などの先生方とお話していたと記憶しております．当時，分離症研究は限られた施設でのみ行われていたのです．しかしながら近年，多くの研究者が日本中で分離症研究を行うようになりました．さらに，理学療法士やトレーナーの中からも臨床研究が報告されるようになりました．20年前から考えると隔世の感があります．

本書のタイトルは「分離症のミカタ」です．ベテラン整形外科医師はもとより，若手医師にもわかりやすく，「分離症の見方」が解説されております．また，医師のみならず理学療法士，トレーナー，さらには分離症のお子さんをお持ちの保護者の方々にも手にとっていただきたい教科書になりました．まさに日本国民全員に「分離症の味方」となる徳島の歴史が詰まった新書の完成，徳島大学同門会を代表して酒井先生には心から感謝の意を表します．本書がこれからも分離症治療にかかわるすべての関係者にとり今後の羅針盤となることを信じて疑いません．

　平成 31 年 4 月吉日

アナハイムにおける国際会議 ISASS にて
徳島大学整形外科教授
西良浩一

はじめに

　筆者は医師免許を取得し，すぐに徳島大学整形外科学教室に入局したこともあり，腰椎分離症は昔から馴染みの深い疾患でした．当初から"子供の疲労骨折"の1つと認識はしていましたが，徐々に経験を重ねていくうちに，その治療は一筋縄ではいかないことがわかってきました．同じように診断をして，同じように治療をしても，治る患者・治らない患者がいる．なぜなのか？

　つらい経験もしてきました．すごく奥深い病態をもつ疾患であることもわかってきました．臨床の現場で疑問が浮かぶたびに，師匠であり兄のような存在である西良浩一先生に相談しながら，解決しようと努めてきました．

　2017年の日本脊椎脊髄病学会で，"1センチにも満たない骨欠損部へのこだわり"という副題をつけて講演をさせていただきましたが，1センチにも満たない重箱の隅でも，10年以上研究を続けていますと，こんな筆者でも講演や診察・手術などに呼んでいただけるようになりました．

　あちこちで講演や診療をさせていただきますと，まだまだ解決すべき課題があることや，全国に困っている子供たちがたくさんいることを，思い知らされるようになりました．

　本書は，腰椎分離症に関して，これまで筆者が疑問に感じてきたことや，実際に経験したこと，現在（2018年の冬）までにわかっていること，今後取り組むべき課題などについて，思うがまま書きつづりました．

　本書のタイトルには"ミカタ"という言葉を使いました．腰椎分離症を扱う医療従事者の方々のためには，"診かた""視かた""看かた"という意味でありますが，未来ある子供（患者さん）たちにとって，"味方"になりたい，そう願ってタイトルをつけました．本書を手にとっていただいた皆様に少しでもお役に立てることを祈ります．

　令和元年5月

酒井紀典

CONTENTS 目次

I 病態　1

- Q1　分離症ってなに？ ── 2
- Q2　分離症の患者ってどのくらいいるの？ ── 4
- Q3　分離症っていつ発生するの？ ── 5
- Q4　分離症は遺伝するの？ ── 6
- Q5　分離症になるとみんな痛いの？ ── 7

II 診断　9

- Q1　分離症の症状は？ ── 10
- Q2　分離症患者の身体所見は？ ── 12
- Q3　分離症をどうやって診断するの？（単純X線写真）── 14
- Q4　分離症をどうやって診断するの？（CT）── 16
- Q5　分離症をどうやって診断するの？（MRI）── 19

III 保存治療　23

- Q1　分離症の治療方針は？ ── 24
- Q2　分離症は治るの？ ── 25

Q3	分離症をどうやって治すの？（骨癒合目的）	26
Q4	分離症の治りやすい，治りにくいってあるの？（脊椎高位の話）	29
Q5	分離症をどうやって治すの？（疼痛管理）	33
Q6	分離症をどうやって治すの？（リハビリテーション）	38
Q7	分離症完成後，すべるの？すべらないの？（予後）	39

IV 手術治療　45

Q1	分離症の手術治療の適応は？	46
Q2	分離症の手術方法は？（分離部修復術の歴史）	48
Q3	分離症の手術方法は？（低侵襲治療）	50
Q4	分離すべりになってしまった場合の手術方法は？	53

V リハビリテーション　55

Q1	分離症のリハビリテーションは？	56
Q2	分離症の治療後のスポーツ復帰はどうする？	58
Q3	分離症の再発予防はどうする？	61
Q4	分離症の発生予防はどうする？	63

VI スポーツ種目と分離症　67

- Q1　分離症とサッカー ── 68
- Q2　分離症と野球 ── 70
- Q3　分離症と陸上競技 ── 72

VII 非典型例・難治例・類似疾患　75

- Case 1　分離症は本当に疲労骨折？ ── 76
- Case 2　骨はついてるけど… ── 78
- Case 3　Laminolysis ── 80
- Case 4　初診時，反対側に終末期分離症がみられた症例 ── 81
- Case 5　上・下関節突起骨折 ── 82
- Case 6　腰椎以外の分離症 ── 84

索　引 ── 86

こう考える！

昔の先生方は偉い！	15
被曝量を減らそう！	18
CTによる病期分類	18
仙骨の疲労骨折も見逃せない！	20
ホントに分離症？	21
治療中は，全面スポーツ活動中止？　どこまでやっていいの？	27
治療装具のはなし	28
腰椎の血行のはなし	30
すべったらどうなる？	42
復帰時の装具はどうする？	59
体幹トレーニングで予防できる？	65
ポジションと分離症の発生	71
走り込みとの関連	73

I

病態

- **Q1** 分離症ってなに？
- **Q2** 分離症の患者ってどのくらいいるの？
- **Q3** 分離症っていつ発生するの？
- **Q4** 分離症は遺伝するの？
- **Q5** 分離症になるとみんな痛いの？

Q1 分離症ってなに？

　腰椎をはじめとする背骨の構造は，主に身体を支える前方の部分（椎体と呼びます）と脊髄神経を取り囲む後方の部分（椎弓と呼びます）で成り立っています．この椎弓と呼ばれている部分に骨折を起こしてしまい，背骨の前方と後方が分離してしまうため，分離症と呼ばれています（図1）．

　解剖学的には，椎弓の関節突起間部と呼ばれる部分の骨折が圧倒的に多くみられますが，時に前方部分と後方部分のつなぎ目（椎弓根と呼びます）が折れる場合などもみられます[1]．

　原因としては，今のところ子供の頃の疲労骨折説（スポーツのしすぎ）が有力説ですが，未だ解明されていない点も多い疾患です．

● 文献

1) Sairyo K, et al：Athletes with unilateral spondylolysis are at risk of stress fracture at the contralateral pedicle and pars interarticularis：a clinical and biomechanical study. Am J Sports Med　33：583-590, 2005

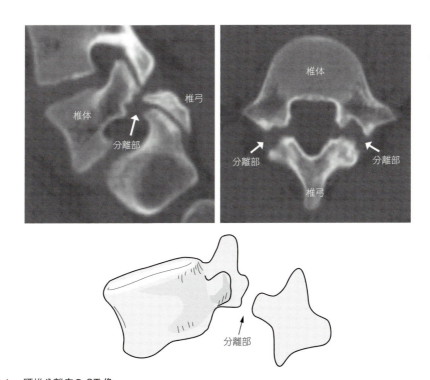

図1 腰椎分離症のCT像
骨の連続性が両側で途絶し,椎体と椎弓とが分離してしまっているのがわかる.

Q2 分離症の患者ってどのくらいいるの？

　対象群によって異なります．筆者らが調査した結果，本邦20歳以上の成人においては，約6%の頻度でした．男性(約8%)においては，女性(約4%)の2倍の頻度でみられました[1]．

　ちなみにその90%以上が最尾側腰椎(第5腰椎：L5と呼びます)で，約6%がその1つ上(L4)でした．

　スポーツ選手だけを対象とすると，10%以上の頻度でみられました[2]．また，以前から人種差もいわれています．

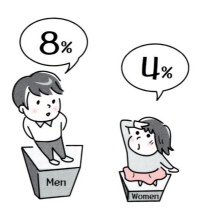

● 文献
1) Sakai T, et al：Incidence of lumbar spondylolysis in the general population in Japan based on multidetector computed tomography scans from two thousand subjects. Spine (Phila Pa 1976) 34：2346-2350, 2009
2) Sakai T, et al：Incidence and etiology of lumbar spondylolysis: A review of the literature. J Orthop Sci 15：281-288, 2010

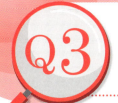

Q3 分離症っていつ発生するの？

　先天性といわれていた時代もあるようですが，これまでの研究結果によると，分離症は先天性のものではなさそうです．

　筆者らの調査では，初診時に腰椎分離症と診断された発育期腰痛患者の年代は，1割が小学生，6割が中学生，3割が高校生でした[1]．筆者のこれまでの経験では，最少年齢は5歳の幼稚園児だったと記憶しています．

　基本的には発育期に発生する疾患ですが，稀に成人でも発生することがあります．筆者らは，プロスポーツ選手やオリンピック選手などのトップアスリートで[2]，また1例だけですが20歳以上になってからラグビーを始めた医学部の学生が，成人以降で発生したのを診察した経験があります．

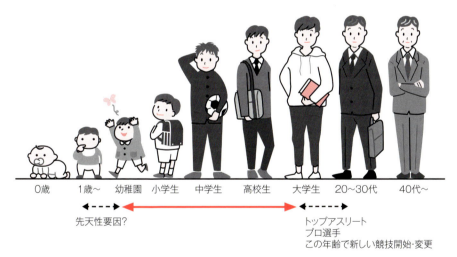

● 文献

1) Nitta A, et al：Prevalence of symptomatic lumbar spondylolysis in pediatric patients consulting an orthopedic clinic for primary care. Orthopedics　39：e434-e437, 2016
2) Tezuka F, et al：Etiology of adult-onset stress fracture in the lumbar spine. Clin Spine Surg　30：E233-E238, 2017

Q4 分離症は遺伝するの？

　はっきりしたことはわかっていませんが，分離症患者の両親あるいは親族の約2〜3割が同じように分離症を持つとされています[1]．数十年前までは遺伝病と考えられていました[2]．

　遺伝病は言い過ぎですが，顔や体型が親子で似るように，骨の形態も似ることが多いので，何らかの遺伝的要因はあるのではないかと考えられています．

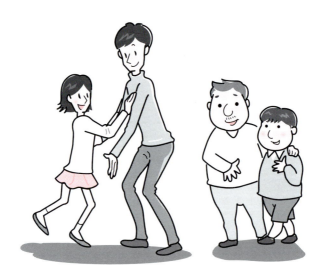

● 文献
1) Fredrickson BE, et al：The natural history of spondylolysis and spondylolisthesis. J Bone Joint Surg Am　66：699-707, 1984
2) Wiltse LL, et al：Fatigue fracture：the basic lesion in isthmic spondylolisthesis. J Bone Joint Surg Am　57：17-22, 1975

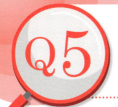
Q5 分離症になるとみんな痛いの？

　分離症の患者全員，腰が痛いわけではなさそうです．残念ながら，今のところ分離症の生涯有症率はわかっていません．過去の文献から推察すると，分離症を持つ人の約4割が"腰痛持ち"ではないかと考えられます[1]．

　ずいぶん昔の研究ですが，イスラエルの軍隊の入隊検査で腰痛の有無と単純X線を調べた研究があります[2]．この結果から推察すると，計算上，分離症を持つ患者の約4割が"腰痛持ち"ということになります．

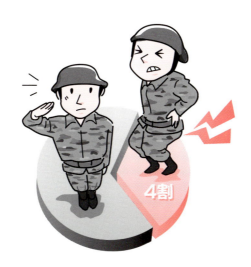

● 文献
1) 河野左宙：腰椎分離をめぐる諸問題―発症の様相その他について―．小野村敏信編集企画，整形外科MOOK 33，金原出版，東京，1-14，1984
2) Libson E, et al：Symptomatic and asymptomatic spondylolysis and spondylolisthesis in young adults. Int Orthop 6：259-261, 1982

鳴門骨って知ってますか？

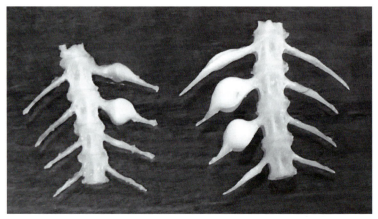

徳島県の鳴門には渦潮で有名な大鳴門海峡があります．美味しい鯛料理でも有名です．そこで育った鯛はこのような肋骨をしています．徳島の釣り師には常識です．

激しい海流で育った鯛は，肋骨（正しくは血管棘と呼ぶそうです）が疲労骨折を繰り返して，このようなコブができちゃうそうです．鳴門海峡の鯛はまさしくアスリートですね．

II

診断

- **Q1** 分離症の症状は？
- **Q2** 分離症患者の身体所見は？
- **Q3** 分離症をどうやって診断するの？（単純X線写真）
- **Q4** 分離症をどうやって診断するの？（CT）
- **Q5** 分離症をどうやって診断するの？（MRI）

Q1 分離症の症状は？

　分離症は，（疲労骨折としての）発生段階から完全に折れてしまった状態まで，その病期によってさまざまな症状を出します．主には腰痛ですが[1]，ときに下肢の張りや痛みなども出します．その理由（病態）は，その病期によって異なります．

　発生段階における主訴として多いのは，スポーツ中あるいはスポーツ後の腰痛ですが，初発時の腰痛は軽微であることも多く，自然経過（安静）で軽快しスポーツ以外の日常生活には支障がないことも多いため，医療機関を受診しないことも多いようです．腰痛が繰り返し生じるようになってから初めて受診するため，これが早期診断を阻む原因となります．

　ずいぶん以前の調査ですが，筆者らの施設を受診した18歳以下の分離症のうち，63.5%が初診時にはすでに完全に割れてしまった状態（終末期）に至っていました[2]．

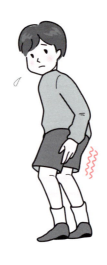

また，成人以降になって初めて分離症を指摘される患者も多く存在しています．これらの患者では，発育期の腰痛の既往(記憶)がないことも多く，分離症の発生時期になんら症状を出さない症例もあることが示唆されています[3]．

● 文献

1) Sugiura S, et al：Characteristics of low back pain in adolescent patients with early-stage spondylolysis evaluated using a detailed visual analogue scale. Spine（Phila Pa 1976）40：E29-E34, 2015
2) 西良浩一ほか：スポーツ選手のための腰椎装具の実際．発育期腰部疾患における装具療法の位置づけ．臨スポーツ医 19：1189-1194, 2004
3) Sakai T, et al：Clinical features of patients with pars defects identified in adulthood. Eur J Orthop Surg Traumatol 26：259-262, 2016

Q2 分離症患者の身体所見は？

　分離症は一般的に腰を反らす（伸展）・ひねる（回旋）ことが繰り返されることによって発生すると考えられていますので，腰を反らすと痛い・ひねると痛いというのが一般的です．診察ではこれらの痛みの誘発テストをします．

　ただし，腰を屈めても（屈曲）痛い・どの方向に動いても痛いという場合もあります．このような場合，MRIをよくみてみると，骨の周囲の筋肉などにも輝度変化がみられることが多く，骨折部周辺の出血や炎症などが波及したものと考えています（図2）[1]．

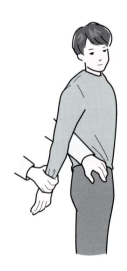

● 文献

1) Sairyo K, et al：Causes of radiculopathy in young athletes with spondylolysis. Am J Sports Med 38：357-362, 2010

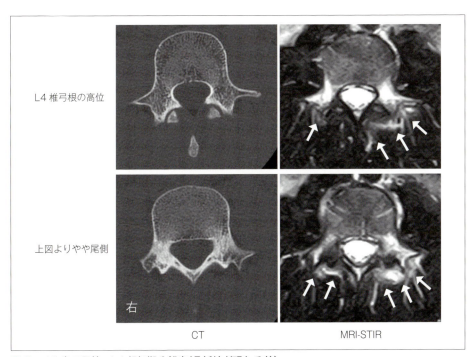

図2 18歳の男性．L4超初期分離症（骨折線が現れる前）
MRI-STIR(short-tau inversion recovery)で椎弓の周囲に高輝度変化がみられる．

Q3 分離症をどうやって診断するの？（単純X線写真）

　以前の教科書では，単純X線写真（いわゆるレントゲン）の所見がよく書かれていました．分離症がある場合には，X線の斜位像でスコッチテリア犬が，まるで首輪をしているように見えます（図3）．現在でこそ，CTやMRIといった有用な画像検査が可能ですが，以前はこの所見のみが頼りにされていました．

　しかしながら，X線だけでは，早期診断にはどう考えても無理があると思われます．筆者がCTやMRIを駆使して分離症と診断し，すでに治療を終了した患者さんのX線のみを，後輩の整形外科専門医2名に読影してもらったところ，初期（後述するCTでの進行度です）では約20％，進行期では約80％しか，骨折線を同定できませんでした．さすがに終末期では100％の診断率でした[1]．これらの結果からも，X線だけでは分離症の早期診断は，もはや不可能と考えざるを得ません．言い換えれば，X線だけでわかる時には，かなり進行していると考えるのがよいと思います．

　とは言っても，X線にも有用な点はいくつかあります．筆者は他の疾患を見逃さないように（除外診断のため）X線を撮影するようにしています．また，すべり症の程度や，側弯・先天奇形など形態学的な異常を見るためには，やはりX線は有用だと思います．

● 文献

1) Morimoto M, et al：Is the Scotty dog sign adequate for diagnosis of fractures in pediatric patients with lumbar spondylolysis? Spine Surg Relat Res 3：49-53, 2019

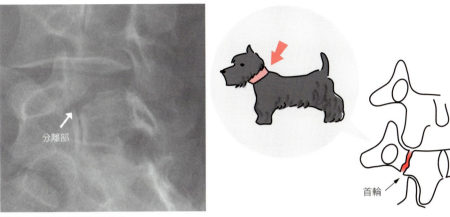

図3　単純X線写真斜位像
斜めからみた椎弓がスコッチテリア犬に見え，分離部がちょうど首輪に見える．

> **こう考える！　昔の先生方は偉い！**
>
> 　著者は，"分離症マニア"だと自負しています．歴史マニアの方々と同じように，筆者は分離症について書かれた古い書物に目を通すのが大好きです．今のようなCTやMRIなどがなかった時代に，先人たちはどのように診断し，どのように考え，どのように治療していたかを知ることにより，本当に得られるものが多いと感じます．筆者にとってのバイブルは，数年前にAmazonで中古で手に入れた「整形外科MOOK 33 脊椎分離・すべり症」です．昭和59年（私は中学3年生のやんちゃ盛りでした）に発行された教科書ですが，分離症の歴史を辿れるだけでなく，その当時の先人たちの推察を知ることができ，本当に興味深く感じます．ぜひこれから何か研究をしていく若い先生方には，興味ある疾患についての歴史について，まず深く知ることをオススメします．きっと得るものがあるはずです！

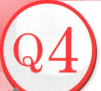
分離症をどうやって診断するの？(CT)

　単純X線写真（レントゲン）ではわかりづらい骨折線もCTをみるとわかりやすくなります．CTを撮影してくれる放射線技師が1枚ずつフィルムに焼いていた時代，著者らのグループでは椎弓の傾きに合わせたoblique-axial像を用い，その骨折部の所見によって疲労骨折としての病期を以下のように定義しました（図4）[1]．この病期分類は，現在も治療方針を立てたり，予後を推測する上での，基本としています．

- 初　期：部分的骨透亮像やhair line様の亀裂が認められる．
- 進行期：明瞭な亀裂を伴うが，分離部周囲の骨硬化は認めない．
- 終末期：分離部周囲に骨硬化がみられる，いわゆる偽関節像を呈す．

　現在では，骨折線がはっきりする前に，MRIで椎弓根周辺に骨髄浮腫様の輝度変化がみられることが判明したので，これを超初期としています．

　また，最近ではコンピューター上で，CTをあらゆる角度から評価できるようになり，分離症の骨折線（骨吸収）は椎弓の腹尾側から始まることが判明しました[2]．これも早期診断に使える有力な所見です（図5）．

● 文献

1) Fujii K, et al：Union of defects in the pars interarticularis of the lumbar spine in children and adolescents. The radiological outcome after conservative treatment. J Bone Joint Surg Br 86：225-231, 2004
2) Terai T, et al：Spondylolysis originates in the ventral aspect of the pars interarticularis：a clinical and biomechanical study. J Bone Joint Surg Br 92：1123-1127, 2010

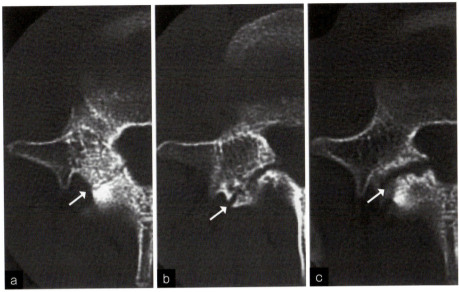

図4 CTによる病期分類
a 初　期：部分的骨透亮像やhair line様の亀裂がみられる．
b 進行期：明瞭な亀裂を伴うが，分離部周囲の骨硬化はみられない．
c 終末期：分離部周囲に骨硬化がみられる，いわゆる偽関節像がみられる．
（文献1）より引用）

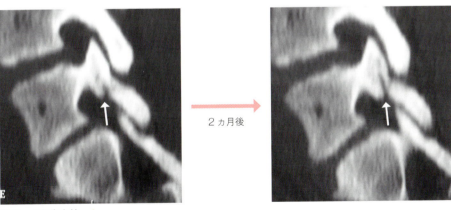

2ヵ月後

図5　12歳女性
治療に対するコンプライアンスが悪く，スポーツを継続していた結果，椎弓の腹尾側から背頭側へ骨折線が進行した．
（文献2）より引用）

> **こう考える！** 被曝量を減らそう！
>
> 　筆者らは，基本的に CT 撮影は，初診時と MRI 所見が消失した時点のみとしています．初診時は全腰椎にわたって骨折部を探すため，またその他の疾患を見逃さないように全腰椎を撮影していますが，経過観察時は骨折した部分（罹患椎）のみを撮影するようにし，可能な限り被曝量を減らすようにしています．

> **こう考える！** CT による病期分類
>
> 　CT での病期分類と言っても，必ず診察医の主観が入ると思います．例えば進行期の定義で"明瞭な亀裂"としても，同じ画像の亀裂を見て，ある人は"明瞭な"だとしても，他の人にとっては"明瞭ではない"と感じることも少なくないと思います．いずれ，このような画像診断は，人工知能（AI）にお任せする時代がくるのではないかと思いますが，筆者はもう少しシンプルに考えた方がよいかと思っています．
>
> 　現在，筆者は以下のように考えて，病期分類をしています．後述する MRI の所見（椎弓根周辺の骨髄浮腫様変化）がみられることを前提として，
>
> - 初　期：CT で素人（患者さんのご両親などの一般人）ではわかりにくい亀裂．
> - 進行期：CT で素人でもわかる骨折線．
> - 終末期：CT で素人でもわかる骨折線，かつ MRI 所見がみられない．
>
> 　こう分けると，幾分スッキリするかなと思います．

Q5 分離症をどうやって診断するの？（MRI）

　MRIを導入し始めてから，分離症の診断・治療だけでなく，病態の把握まで大きく飛躍したといえます．最近では，骨折線がはっきりする前に，MRIで椎弓根部に骨髄浮腫様の所見がみられることがわかりました[1]．最新の精密なCTを使っても，やはりMRIの方が感度は高いです．

　筆者らは，単純X線やCTで骨折線が明らかではないが，MRIで椎弓根周辺に輝度変化を認める時期を，超初期としています（図6）[2]．

　基本的にはT2強調脂肪抑制像の椎弓根高位を通るaxial像が見やすいと思いますが，最近ではSTIR像を用いています．もちろんsagittal像・coronal像も有用です．

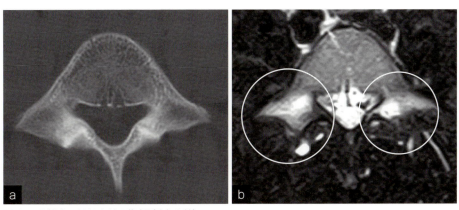

図6　分離症のはじまりの像（骨折する前）
CT（a）では骨折線は明らかではないが，MRI-STIR（b）で椎弓根部に高輝度変化を認める．骨折が始まる寸前の像（超初期像）と考えられている．

> **こう考える!** 仙骨の疲労骨折も見逃せない!
>
> 筆者らは、仙骨まで入れた STIR の coronal 像も、できる限り撮像するようにしています。その理由は、仙骨の疲労骨折を見逃さないためです(図7)。仙骨の疲労骨折も分離症と同じように、"腰痛"を訴えて来院されますので、注意が必要です。

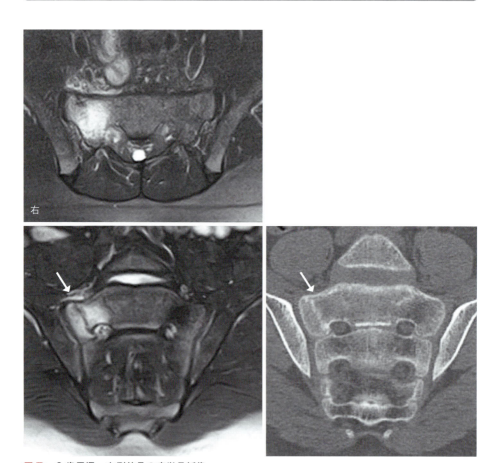

図7　9歳男児. 右側仙骨の疲労骨折像
矢印は骨折線である. STIR の coronal 像を入れることにより，診断率は上がる.

> **こう考える！ ホントに分離症？**
>
> 国際学会などで発表しますと，超初期のMRI像が「本当に分離症のはじまりなの？」とよく質問されます（というより，ツッコまれます）．この症例をみていただくと，よくわかっていただけるかと思います（図8）．

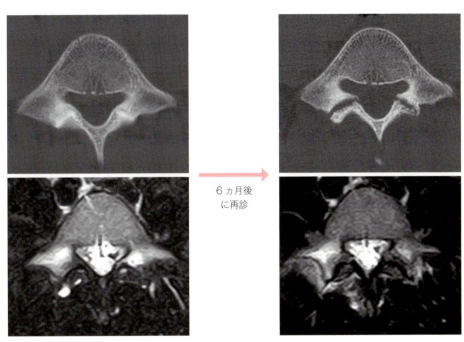

6ヵ月後に再診

図8　15歳男性
初診時は両側超初期の状態であった．治療を勧めたが，どうしてもサッカーを継続したいとのこと．6ヵ月ぶりに腰痛が強いと再診した症例．再診時にはすでに両側終末期に近い進行期であった．

● 文献

1) Sairyo K, et al：MRI signal changes of the pedicle as an indicator for early diagnosis of spondylolysis in children and adolescents：a clinical and biomechanical study. Spine (Phila Pa 1976) 31：206-211, 2006
2) Sakai T, et al：Significance of magnetic resonance imaging signal change in the pedicle in the management of pediatric lumbar spondylolysis. Spine (Phila Pa 1976) 35：E641-E645, 2010

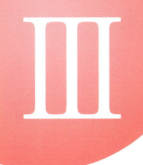

保存治療

- **Q1** 分離症の治療方針は？
- **Q2** 分離症は治るの？
- **Q3** 分離症をどうやって治すの？（骨癒合目的）
- **Q4** 分離症の治りやすい，治りにくいってあるの？（脊椎高位の話）
- **Q5** 分離症をどうやって治すの？（疼痛管理）
- **Q6** 分離症をどうやって治すの？（リハビリテーション）
- **Q7** 分離症完成後，すべるの？すべらないの？（予後）

Q1 分離症の治療方針は？

　どのような状態であっても，まずは保存治療優先だと思います．ただし保存治療を行うにしても，骨癒合を目的とするのか？　疼痛コントロールだけを目的とするのか？　など，治療の目的をハッキリさせることが重要です．

　"骨癒合を目的とする"保存治療を行う際に，特に重要なのは，保存治療で骨癒合が得られるのかどうかを見極めることです．安静にして待っても骨癒合が得られる可能性はゼロなのに，前医で硬性装具を処方され，何ヵ月もスポーツ中止をさせられている幾人もの子供たちをみてきました．局所安静のためと考えると，完全に間違いではないかもしれませんが…．子供たちが可哀想だと思います．

　初診時にしっかりとした診断をして，ハッキリした目的を持った治療方針を立てることが，最も重要です．

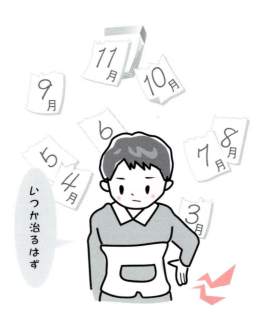

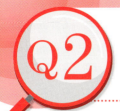 分離症は治るの？

　予後は，初診時の所見で大きく変わります．進行中の疲労骨折として考えると，当然，早く診断できれば治る可能性も高いし，進行すればするほど治りにくいです．早期診断は非常に重要です．

　2018年現在の医学的知識を駆使して，誤解を覚悟のうえ，一言で述べると，初診時のMRIの所見で予後が決まると言ってもよいのではないかと思います．

　後述するMRIの所見（椎弓根周辺の骨髄浮腫様の輝度変化）が，早期診断にも有用ですが，この所見の有無が骨癒合に関する予後にも影響することがわかっています[1,2]．

● 文献
1) Sairyo K, et al：MRI signal changes of the pedicle as an indicator for early diagnosis of spondylolysis in children and adolescents：a clinical and biomechanical study. Spine（Phila Pa 1976）31：206-211, 2006
2) Sakai T, et al：Significance of magnetic resonance imaging signal change in the pedicle in the management of pediatric lumbar spondylolysis. Spine（Phila Pa 1976）35：E641-E645, 2010

Q3 分離症をどうやって治すの？（骨癒合目的）

　骨癒合を目的とする場合，基本的には，スポーツ活動の中止および硬性装具の装着を勧めています．装具について，筆者らは過去にさまざまな装具を使ってトライ&エラーを繰り返してきました．これまでの臨床経験と生体力学的検討に基づくと，骨癒合を目的とする場合には，やはり硬性装具が良さそうです．

　徹底した腰椎の伸展・回旋運動の制限を目的とするには，頭側は肋骨下部をしっかりホールドし，尾側は腸骨稜をホールドしつつ仙骨まで覆うような長さの硬性装具が必要です．

　このタイプの硬性装具を使用するようになり，骨癒合率は非常に向上しました．初診時，初期の場合には90％以上，進行期でも60％以上（ただし後述するMRI所見を伴う場合）の骨癒合率が得られるようになりました[1, 2]．

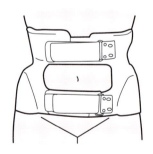 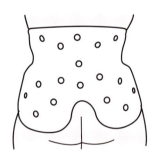

● 文献

1) Sairyo K, et al：Conservative treatment for pediatric lumbar spondylolysis to achieve bone healing using a hard brace：what type and how long？：Clinical article. J Neurosurg Spine 16：610-614, 2012
2) Sakai T, et al：Conservative treatment for bony healing in pediatric lumbar spondylolysis. Spine（Phila Pa 1976）42：E716-E720, 2017

こう考える！ 治療中は，全面スポーツ活動中止？ どこまでやっていいの？

　局所安静という観点からは，すべてのスポーツ活動の中止が望ましいと思います．手足などの長管骨の骨折のときを考えてみてください．局所のことだけを考えると，臥床のままジッとしている方が骨は治りやすいでしょう．しかし，発育期の子供たちをそうさせることは，廃用性筋萎縮の問題だけでなく，人情的にもできないと思います．

　「治療中にどこまでやっていいの？」って，よく聞かれる質問ですが，科学的根拠に基づいた回答は，現在誰にもできないと思います．その質問に答えるべく，筆者らは現在，動作解析や筋電図などを用いて，スポーツ活動やトレーニングにおけるどのような動作が分離症を引き起こしやすいのか，について研究しています．

　現在，骨癒合を目的とした保存治療中では，ダッシュ（かけっこ）をしないこと，装具を装着してジョギング程度に抑えること，エアロバイクによる訓練は負荷を軽くすること（治療開始直後の1ヵ月程度は，自転車は控えさせた方が良さそうです），くらいしかわかっていないのが，現状です．

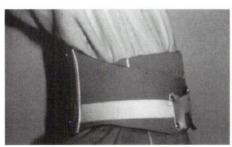 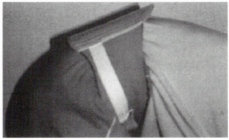

図9　筆者らの教室で1990年頃に使用していた装具
筆者らの教室では，図のような装具を使用していた時代もあった．腰椎の伸展だけを制動する装具であった．
（Morita T, et al：J Joint Bone Surg Br, 1994 より引用）

こう考える！ 治療装具のはなし

　骨癒合のためにどんな装具がよいのかについては，さまざまな意見があるかと思います．筆者らの教室においても，いろいろトライ＆エラーを繰り返してきました（図9）．

　生体力学的検討で，分離症の発生リスク動作が腰椎伸展・回旋であるという結果が得られたのは，実は2000年代の前半であり，それ以降，徹底した腰椎伸展・回旋運動を制御するという観点で治療を行うようになりました．このような腰椎の運動を制御し，局所安静を図るという点で装具を考えると，やはり上記のような硬性装具ということになります．

　しかし，この硬性装具といっても，実際にどのくらい制動性が期待できるのでしょうか？　実はこのような研究結果は，研究デザインの難しさから，これまでほとんど報告されていませんでした．現在（2019年4月），論文投稿中であり，詳しいことを述べるわけにはいきませんが，このような硬性装具を使っても，せいぜい30〜40％の制動性しか得られませんでした．

　装具治療の効果は，数値上の制動性に加えて，装具を装着して"腰を守っているんだ"という意識による影響も大きいかもしれません．

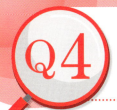# Q4 分離症の治りやすい，治りにくいってあるの？（脊椎高位の話）

　以前，筆者らが2,000名のCTを用いて一般成人における分離症の頻度を調査した結果，みられた分離症はすべて終末期分離で，その脊椎高位は最尾側腰椎(L5)が90.3％，L4が5.6％，L3が3.2％という結果でした[1]．つまり，狭義の「関節突起間部の骨性の連続性がない」状態を，"完成した分離症"とすると，その9割以上がL5という結果でした．

　ところが，実際の発育期患者において，MRIによる早期診断を用いた脊椎高位別の頻度調査では，L5は66.3％で，L4が24.8％，L3が8.9％と，意外にも疲労骨折として"発生段階の分離症"は，L3やL4にも多く発生しているということがわかりました[2]．また，この研究の母集団における骨癒合率は，頭側ほど骨癒合率が高い(L3＞L4＞L5)という結果が得られました．

　これらのことは，L3やL4などでは分離症が発生したとしても，治りやすく(骨癒合しやすく)，L5は分離症が発生しやすい部位でもあるだけでなく，治りにくい(骨癒合しにくい)高位ではないかと，考えさせられる結果でした．

● 文献

1) Sakai T, et al：Incidence of lumbar spondylolysis in the general population in Japan based on multidetector computed tomography scans from two thousand subjects. Spine（Phila Pa 1976）34：2346-2350, 2009
2) Goda Y, et al：Analysis of MRI signal changes in the adjacent pedicle of adolescent patients with fresh lumbar spondylolysis. Eur Spine J 34：1892-1895, 2014

> **こう考える！** 腰椎の血行のはなし

　なぜ下位にいくほど治りにくい（骨癒合しにくい）のか，について筆者らは考えました．これはまだしっかりとしたエビデンスに基づいた話とはいえませんので，あくまで筆者らの推測と認識していただきたいです．

　骨折に限らず，組織を治すには血行が重要です．血行の途絶えた骨折は，栄養が行き届かないため骨癒合が得られず，偽関節になります．完成してしまった（終末期）分離症は，いわゆる偽関節です．この点に着目して，研究を進めました．というより，この血行と分離症の関連についての推測を証明する手立てはないのかと，筆者は何年も考えていました．

　ある時，古い解剖学の教科書を眺めていました[1]．偶然にも，そこにはちょうどL5の椎骨に墨汁を注入して，骨内の血行をみた図が載っていました（図10）．その図を拡大して，よく見てみると，上関節突起と下関節突起は血流が豊富に見えるのに，関節突起間部（分離症の好発部位）では血流が途絶えているように見えます．まるで分水嶺かのように…．この図を見つけた時の興奮は，今でも忘れられません．きっと，L5って他の椎体と異なる血行があるのだろうと考え，さらなる調査を始めました．

　そういう目で見てみますと，古い教科書にはさまざまなエキスが含まれています．興味がある方は，Rothman-SimeoneのThe Spineというテキストの腰椎の後方成分（椎弓）を養う腰（分節）動脈についての記載に目を通していただきたいです．どうやら，腰動脈は第2胸椎（T2）から第4腰椎（L4）までしかないようです．そこに書いてあるイラストを見てみますと，L5には腰動脈は存在せず，L4の腰動脈からの"おこぼれ"（そのためかL4の腰動脈の口径は他の2倍以上とのこと）と，骨盤の内腸骨動脈から分かれた腸腰動脈で，L5の後方成分が養われていることがわかります．

やはり，L5 の血行は他の高位と異なるんだ，ということがわかりました（図11）．その後，筆者らは血管造影後の CT を解析し，L5 周辺の血管分布は非常にvariation に富んでいることを見つけて，報告しました[2]．ちなみに上記のような教科書的な分布は，約 5 割程度にしか見られませんでした．

これらの血管分布の違いが，分離症の病態にどのように関与しているかについては，未だ証明できたとは言えませんが，筆者はきっと何らかの関係があると信じています．

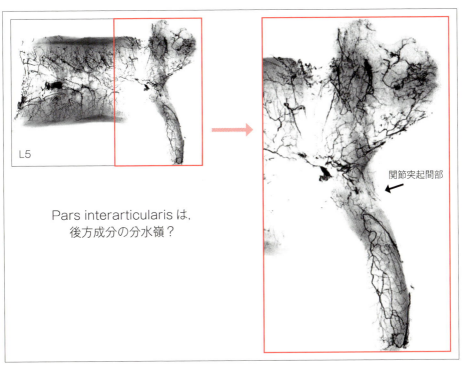

Pars interarticularis は，後方成分の分水嶺？

関節突起間部

図 10　第 5 腰椎の骨内血行
筆者が感銘を受けた Crock 先生の教科書に載っていた図を参照させていただいた．この図を見つけたことにより，筆者の分離症の病態に対する考え方が深まったと思う．
(Crock HV: An Atlas of Vascular Anatomy of the Skeleton and Spinal Cord, Mosby, 1996 より引用改変)

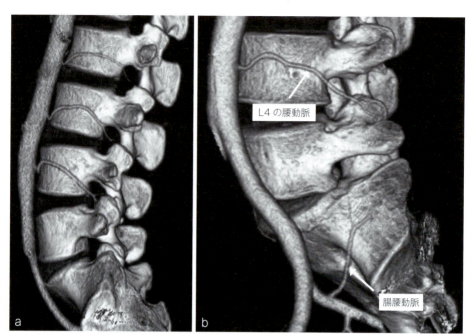

図11 教科書的な血管造影後の3D-CT像
最尾側腰椎(L5)以外にみられる腰(分節)動脈が，L5にはみられないことがわかる(a)．L5上関節突起はL4の腰動脈の枝が，下関節突起は腸腰動脈が分布していることがわかる(b)．

●文献

1) Crock HV：An Atlas of Vascular Anatomy of the Skeleton and Spinal Cord, Mosby, 1996
2) Tezuka F, et al：Variation in arterial supply to the lower lumbar spine. Eur Spine J 25：4181-4187, 2016

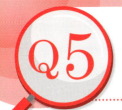

Q5 分離症をどうやって治すの？（疼痛管理）

　まず，分離症の痛みについて理解する必要があると思います．痛みの原因は，病期によって少し異なります．

●腰痛

　分離症が完成する前，疲労骨折として進行中の痛みは，"骨折による痛み"と考えるとわかりやすいと思います．では，完全に折れてしまってから（終末期になってから）も痛いのはなぜでしょうか？

病態：分離部滑膜炎

　分離症が完成すると，そこはグラグラの関節のような状態になります．このように普通は関節ではない部分が関節のようになることを，偽関節（ぎかんせつ）と呼びます．分離症の好発部位である関節突起間部は，ちょうど頭側と尾側の椎間関節という関節に挟まれています．ここに偽関節が発生すると，これらの椎間関節と交通します．

　痛みを訴える患者さんの分離部に造影剤を少量注入すると（分離部造影），ほとんどの症例で，分離部と隣接している上下の椎間関節との交通が確認できます（図12）．筆者らの経験では，手術を必要とした患者さんの分離部には，すべて滑膜様組織がみられています．

　これらのことから，完全に折れてしまってからの（終末期）分離症における痛みの原因は，隣接する頭尾側の椎間関節とグラグラした分離部が交通し，炎症を起こした結果（communicating synovitis）と考えています[1]．

　終末期分離症の患者さんのMRIをよく見ると，分離部に液体が貯留していることがよくあります（図13）．膝が変形したお年寄りが"膝に水が溜まる"とは，よく聞く話だと思いますが，同じような現象が分離部で起こっています．

治療：分離部ブロック

　治療としては，通常の腰痛に対する治療に準じて，炎症を抑える（抗炎症）効果を期

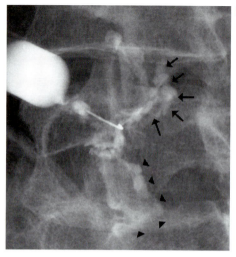

図12 分離部造影像
L5分離部に造影剤を注入すると隣接する椎間関節であるL4/5(矢印)およびL5/S(矢頭)が造影されている.

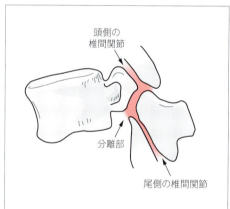
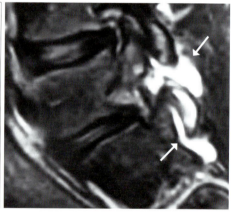

図13 痛みのある終末期分離症のMRI像
MRI-STIRで分離部から隣接する椎間関節にfluidの貯留(矢印)がみられる.

待して,痛み止め(NSAIDs)や貼付剤の処方から始めますが,更なる効果を得たい場合や痛みの原因が分離部にあることを確認したい場合には,分離部ブロックを行います[2]. 後に述べる外科的治療(分離部修復)に踏み切る場合には,術前の分離部ブロックは必須です.

具体的には，透視下にブロック針を分離部に刺入し，造影剤を 0.5 mL ずつ注入していきます．典型的な場合には，前述したように分離部と交通した頭尾側の椎間関節の関節腔が造影されます（図12）．その後，局所麻酔剤を 0.5 ～ 1.5 mL 程度注入します．治療を目的とする場合には，少量のステロイド剤を併用します．基本的に，分離部由来の痛みは，両側例でグラグラした椎弓（いわゆる floating lamina）に起こるので，両側にブロックを行います．ブロック後に疼痛の状態を確認し，疼痛が消失していれば，分離部由来の痛みと診断します．

● 下肢の痛み・張り感

分離症が引き起こす下肢の痛みや張り感の原因も，病期によって異なります．四肢の長管骨の疲労骨折では，骨折部の出血・炎症・浮腫が周囲の軟部組織にみられますが，疲労骨折として進行中の分離症（初期～進行期）でも四肢の長管骨と同様の現象が，骨折部（関節突起間部）の周囲に生じます（図14）．この骨折部のすぐ近くに神経根が走行していますので，骨折部周囲の出血・炎症・浮腫が神経根に影響を与え，下肢の症状を呈すると考えられています[3]．

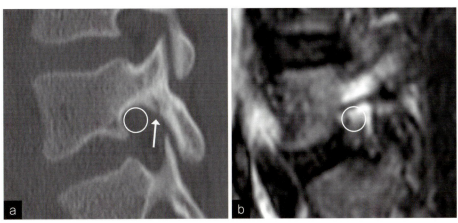

図14 初期分離でなぜ脚が痛いのか？
矢印は初期の骨折線であり，円で囲んだ部位に神経根が走行する（a）．同部位の MRI-STIR をみると，神経根（円）周囲に高輝度変化がみられる（b）．これは骨折部周囲に生じた出血・炎症・浮腫所見と考えられる．このような所見がみられる場合，神経根症状として，下肢の痛みや張りを呈することがある．

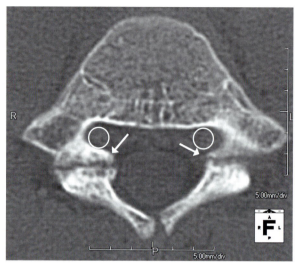

図 15　7 歳男児
坐骨神経痛を訴えて来院．偽関節となった終末期の分離部の周囲に骨増殖性の変化を起こすことがある．ragged edge と呼ばれる（矢印）．これが神経根（丸印）を刺激し，坐骨神経痛を生じさせることがある．

　また，偽関節となった終末期の分離症では，分離部が萎縮性あるいは骨増殖性の変化を起こします．時折，この増殖した骨や分離部に生じた線維軟骨性組織（ragged edge/fibrocartilaginous mass）が神経根を刺激し，坐骨神経痛を起こします[4]．低年齢の患者でも坐骨神経痛を訴え受診することもあります（図 15）．立位時の軽い下肢しびれ感や，下肢の張りといった軽い症状であるため放置されていることも多いが，時に手術適応となることもあります．

●文献

1) Sairyo K, et al：Painful lumbar spondylolysis among pediatric sports players：a pilot MRI study. Arch Orthop Trauma Surg　131：1485-1489, 2011
2) 酒井紀典：スポーツ選手における腰痛の各種ブロック療法．臨スポーツ医　30：733-737, 2013
3) Sairyo K, et al：Causes of radiculopathy in young athletes with spondylolysis. Am J Sports Med　38：357-362, 2010
4) Sairyo K, et al：A new endoscopic technique to decompress lumbar nerve roots affected by spondylolysis. Technical note. J Neurosurg　98（3 Suppl）：290-293, 2003

子供たちの説明に耳を傾けよう！

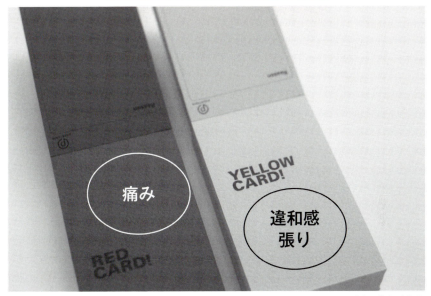

子供たちが，腰に限らず身体に"違和感や張り"を訴えるとイエローカード，"痛み"を訴え始めたらレッドカードと考えるべき．

Q6 分離症をどうやって治すの？（リハビリテーション）

　科学的根拠に基づいたリハビリテーションプログラムが確立されているとはいえないのが現状です．時間がかかるかと思いますが，しっかりとした科学的根拠を積み重ね，プログラムを構築していくことが必要だと感じています．

　腰椎分離症が腰椎の伸展（反る）・回旋（捻る）運動で発生するということを前提とし，保存治療中にこのような動作を引き起こさないようにするためには，体幹の安定性（体幹トレーニング），腰部に隣接する胸郭・股関節の柔軟性の獲得（ストレッチング）が重要な因子となります[1]．

　例えば，バレーボールでスパイクを打つ際や，野球でキャッチャーが座ったまま投げる動作を想像してください．肋骨や胸椎・胸骨からなる胸郭が硬い場合，腰部が代償的に反って・捻ってしまうことがわかると思います．また，サッカーでシュートを打つ際や，野球のバッティング動作を想像してください．股関節が硬いと，腰部が代償的に反って・捻ってしまうことがわかると思います．

　これらのことを考える上で，非常に重要なコンセプトが Joint by joint theory です．腰椎分離症だけでなく，すべての疾患のリハビリテーションを考える上で，非常に有用な理論です．詳細はぜひ成書を参照していただきたい[2,3]です．

●文献

1) Iwaki K, et al：Physical features of pediatric patients with lumbar spondylolysis and effectiveness of rehabilitation. J Med Invest 65：177-183, 2018
2) Cook G：The joint by joint theory (in Japanese). Movement：functional movement system, edited and translated by Nakamaru K, et al, Nap Limited, Tokyo, 308-317, 2014
3) 本橋恵美：Joint by Joint Theory に基づく Mobilization と Stabilization．極めるアスリートの腰痛．文光堂，東京，136-150, 2018

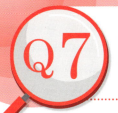

Q7 分離症完成後，すべるの？すべらないの？（予後）

　分離症が完成してしまうと，脊椎の後方の支持性が弱くなり，椎体・椎間板から構成される前方の要素への負担が増えます．この時，前方の要素が耐えきれない場合，"すべり"をきたすことがあります．

　分離症のほとんどは発育期に発生します．発育期では椎体と椎間板の間には，成長軟骨板（骨端線）が存在します．成長軟骨板は発育と共に，徐々に骨に置き換わっていき（X線写真では二次骨化核が見えてきます），最終的には成熟した骨になります．

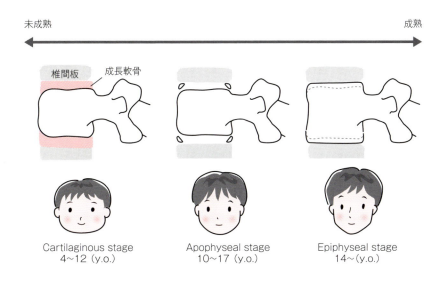

　成長軟骨板は椎体・椎間板など他の前方要素と比べて脆弱であり，大きな負荷をかけた場合に，まず壊れるのがこの成長軟骨板であることが知られています[1]．よって，成長軟骨板が存在している未成熟な脊椎においては，成長軟骨板が"すべり"の舞台となります．

このような理由から，低年齢で分離症が完成するほど，すべりやすくなるといえます．実際の症例において後ろ向きに検討した結果，X線写真の側面像で第3腰椎を基準として，二次骨化核が未だ見えない時期（Cartilaginous stageと呼んでいます）に分離症が完成した場合には80％の患者が，二次骨化核が見えてきた時期（Apophyseal stageと呼んでいます）では11％の患者が，平均6年後にはすべり症に進行していました．ちなみに成熟した骨に分離症が完成した場合では，すべり症に進行している患者は皆無でした（図16）[1]．

　以上のことから，不運にも分離症が完成してしまった場合，その時点のX線写真で骨年齢を見ることで，すべり症につながるかどうかのリスク評価をすることができます．

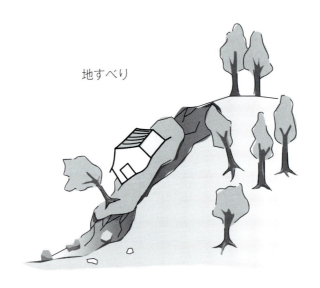

地すべり

骨年齢と分離すべりとの関連

未成熟　　　　　　　　　　　　　　　　　　　　　　　　　　　　　成熟

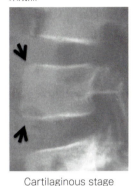
Cartilaginous stage
4～12 (y.o.)
80%が
すべり症に進行

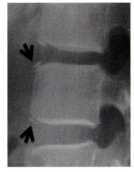
Apophyseal stage
10～17 (y.o.)
11%が
すべり症に進行

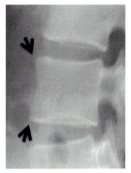
Epiphyseal stage
14～ (y.o.)
皆無

図16　第3腰椎のX線側面像
椎体の隅角(矢印)に注目していただきたい．Cartilaginous stageでは隅角に二次骨化核が見えず，全体に角が丸く見える．Apophyseal stageでは隅角に二次骨化核(矢印で米粒のように見える骨)が見えている．Epiphyseal stageでは角のある成熟した骨になっている．これを"骨年齢"と呼び，今後のすべり症へのリスク評価をする材料となる．
(文献2)より引用)

● 文献

1) Sairyo K, et al：The pathomechanism of isthmic lumbar spondylolisthesis. Spine (Phila Pa 1976) 23：1442-1446, 1998
2) Sairyo K, et al：Development of spondylolytic olisthesis in adolescents. Spine J 1：171-175, 2001

> **こう考える！** すべったらどうなる？

　分離症が完成してしまい，すべり症になってしまった．では，その後どのような運命をたどるのでしょうか？　一つの例を提示します．

　54歳の女性が数年来続く，左下肢痛を訴え来院しました．画像検査をしましたところ，L5分離すべり症がみられました．分離すべりのため椎間板の脊柱管への膨隆はみられますが，脊柱管狭窄症はみられません．しかし椎間孔狭窄がシビアであり，L5神経根が圧排されているのがわかります（図17）．このような椎間孔の狭窄による神経根障害が分離すべり症の典型的な病態です．

　この患者さんにお聞きしましたところ，中学生時代はバレーボールをしていて，腰痛があり，休みたいと監督や親御さんに訴えていたそうですが，"根性論"がまかり通っていたその当時では，取り合ってくれなかったそうです．40年後，彼女は言っていました．「あの時，治していてくれれば…」

　このように，分離症は発生してから何十年も経ってから初めて気づくことも多いのです．現在，筆者が診ている子供達がこの患者さんのように40年ほど経った頃には，筆者はこの世にいないかもしれませんが，きっと40年後の彼らが「あの時，治してくれていて良かった」と思ってくれると信じて，診療を続けていきたいと思っています．

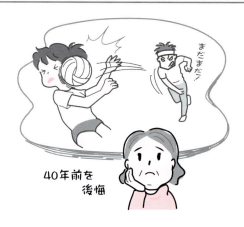

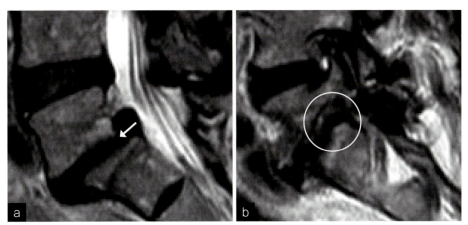

図 17 分離症のなれのはて（分離すべり症）
a MRI の矢状断正中像．L5 が前方にすべっている（矢印）．椎間板の変性も加わって椎間板腔はほぼ消失し，脊柱管への膨隆もみられる．
b 正中よりやや左側寄り，椎間孔に合わせた矢状断像．L5/S の椎間孔が非常に狭小化しており，L5 神経根が圧排されている（丸印）．

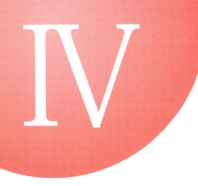

手術治療

Q1 分離症の手術治療の適応は？

Q2 分離症の手術方法は？
（分離部修復術の歴史）

Q3 分離症の手術方法は？
（低侵襲治療）

Q4 分離すべりになってしまった場合の手術方法は？

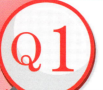

Q1 分離症の手術治療の適応は？

　分離症に対する手術はいろいろあります．分離症に対して椎体間固定をする病院や施設も，いまだ多いと聞きます．これは屋根が壊れたので屋根を直して欲しいと，工務店にお願いしたのに，家の基礎工事までされてしまったようなものだと思います．確かに，屋根も直りますが…．

　ここでは分離した部分をつなぐ「分離部修復術」に絞って，話を進めます[1]．筆者らは「分離部修復術」の適応について，以下のように考えています．

終末期分離症であること

　CTで分離部周囲に骨硬化がみられる，いわゆる偽関節像がみられる症例です．疲労骨折として発生段階の分離症（初期・進行期）は，保存治療で骨癒合の可能性があるので，まずは保存治療を優先すべきでしょう．

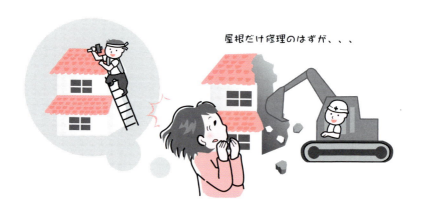

痛みが分離部由来であること

　最も重要なのは，痛みの原因が分離部であることが確認できることです．当たり前の話ですが，痛みの原因が分離部でないのに，分離部を修復しても痛みが治ることはないでしょう．

骨年齢が十分成熟していること

　発育段階の身体には，出来る限りメスは入れない方がいいと思いますので，筆者らは，基本的には骨年齢が十分成熟した患者さんを，手術適応と考えています．

●文献
1) 酒井紀典ほか：復帰を早めるスポーツ損傷低侵襲手術テクニック．〈腰椎〉腰椎分離症．Monthly Book Orthopaedics　29：111-117, 2016

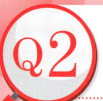

Q2 分離症の手術方法は？
（分離部修復術の歴史）

　分離部修復術については，これまでさまざまな方法が報告されています．我々の知識では，1968年の雑誌「整形外科」に掲載された木村元吉先生（東北労災病院）の"分離部海綿骨充填術"としての報告が[1]，最も古いものと言われています．この報告によりますと，1955年から施行し始めたとのことでした．また，それまでの間にも，数々の先人たちがさまざまな方法で，分離部の骨性癒合を求めてtrial & errorを繰り返してきたことが述べられています．木村先生らは，術後3ヵ月間のギプス・臥床を後療法とし，80％以上の骨癒合率を得たと報告されています．

　1970年には，椎弓内にスクリューを挿入し分離部を固定するBuck法（1965年より施行）が報告されています．Nicol & Scottによる横突起と棘突起の周囲をワイヤーで固定する方法（1968年より施行，誌面発表は1986年）も，続いて報告されました．Morscherらは当初Buck法を用いて分離部修復を行っていたようですが，低形成な分離椎弓にスクリューを挿入することが困難であることやスクリュー設置により骨母床面積が少なくなることなどの欠点を挙げ，独自のインプラントを用いた方法（フックスクリュー法）を紹介しました．

　1990年代に入ると椎弓根スクリュー（以下PS）を用いた方法で応用され始めました．SalibらはPSとワイヤーを使用し，TokuhashiらはPSとフックを使用した方法を報告しました．また，Songerらはケーブルとスクリューを使用した方法を発表しました．1999年にはGilletらはV型ロッドを用いた方法を報告しています．
　2000年以降になると，脊椎内視鏡や経皮的椎弓根スクリュー（percutaneous pedicle screw：PPS）をはじめとする手術器具の導入・発展などにより，これまでの術式は，より低侵襲性を求める手術方法へと変遷され始めました[2,3]．元来，腰椎分離症の患者さんにはactivityの高い人が多く，術後スポーツや身体を使った仕事への復帰を目標とする患者さんも多く，この流れは本手術を必要とする患者さんにとって多くの利点をもたらしました．

● **文献**

1) 木村元吉：脊椎分離・すべり症に対する私の分離部海綿骨充填術について．整形外科 19：285-296, 1968
2) Higashino K, et al：Minimally invasive technique for direct repair of the pars defects in young adults using a spinal endoscope；a technical note. Minim Invasive Neurosurg 50：182-186, 2007
3) Sairyo K, et al：Minimally invasive technique for direct repair of pars interarticularis defects in adults using a percutaneous pedicle screw and hook-rod system. J Neurosurg Spine 10：492-495, 2009

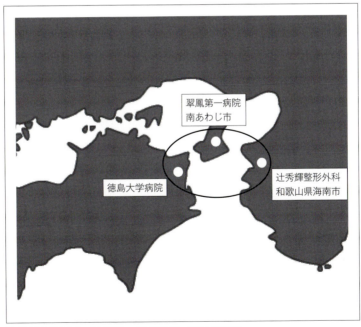

筆者が平成31年4月現在，診療を行っている施設
紀州で生まれ育ち，阿波で医療を学んでます．現在，紀伊水道を中心に診療活動しています．

Q3 分離症の手術方法は？（低侵襲治療）

前述したように，分離部修復術は時代の流れとともに低侵襲化され始めました．脊椎内視鏡が導入され始めた当初，筆者らの施設においては，Buck法を脊椎内視鏡を用いて行いました．しかしながら，Morscherらが提言したように分離症のある椎弓にスクリューを挿入するのは思った以上に難しく，限界を感じましたので，Tokuhashiらの方法に経皮的椎弓根スクリュー（PPS）を適用し，PPSとフックロッドを用いた低侵襲治療を行っていました（図18）．初期の10例での骨癒合率は80％でした[1]．

PPSとフックロッド法でも十分良い成績が得られていたと思いますが，最近では，筆者らは更なる手技の簡略化・手術時間の短縮化を目指し，V型ロッド法にPPSを

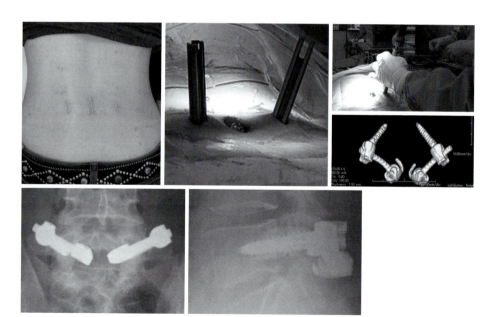

図18 経皮的椎弓根スクリュー（PPS）とフックロッドを用いた筆者らの低侵襲治療

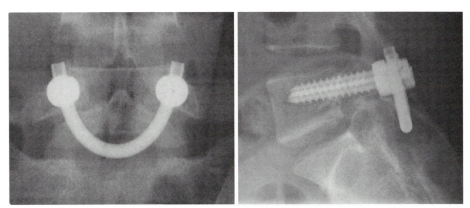

図 19 最近，筆者らが行っているスマイリーフェイスロッド法

用いた方法を行っています．我々の方法ではロッドを U 字にすることで椎弓をロッド全体で圧迫するようにしています．術後の X 線正面像からスマイリーフェイスロッド法と呼んでいます（図 19）[2]．この方法では，スクリューに緩みを生じない限りは脱転する心配が少なく，スポーツや職場などへの現場復帰が早めにできるのが利点です．

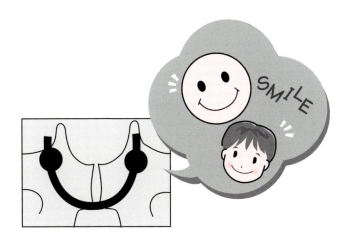

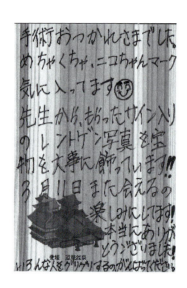

　スマイリーフェイスロッド法による分離部修復を終え，退院した中学生の患者さんからいただいた手紙．ニコちゃんマーク，気に入ってくれているようで嬉しいです．何より痛みから解放され，笑顔（スマイリーフェイス）を取り戻したことが，嬉しいですね．

● 文献

1) Takata Y, et al：Clinical outcome of minimally invasive repair of pars defect using percutaneous pedicle screws and hook-rod system in adults with lumbar spondylolysis. Ann Orthop Rheumatol 2：1013, 2014
2) Sumita T, et al：V-rod technique for direct repair surgery of pediatric lumbar spondylolysis combined with posterior apophyseal ring fracture. Asian Spine J 7：115-118, 2013

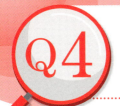

Q4 分離すべりになってしまった場合の手術方法は？

　すべりの程度，症状の程度，患者さんの背景を考慮すると，いろんな方法があります．

　中年以降の典型的な分離すべり症になると，ほとんどが椎間板の加齢変化も加わっています．そうなると分離症だけを治す（分離部修復術）だけではお手上げとなり，椎体間固定が必要となります．

　最近，筆者らはL4分離すべり症の場合にはXLIF（extreme lateral interbody fusion）という方法も組み合わせて手術をすることもあります（図20）[1]．低侵襲で可能でありキレ味のいい良い手術方法だと思いますが，合併症を起こさないように十分な注意と技術が必要です[2,3]．残念ながら現在，L5分離すべり症ではこの方法は禁忌となっていますが，今後，より効果的で安全性の高い方法の開発が望まれます．

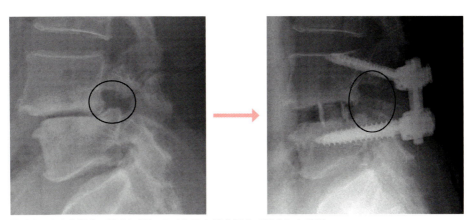

図20　L4分離すべり症に対して，XLIFと後方固定で対応した症例
術後，椎間孔の拡大が明らかである（丸印）．

●文献

1) Ozgur BM, et al：Extreme Lateral Interbody Fusion (XLIF)：a novel surgical technique for anterior lumbar interbody fusion. Spine J 6：435-443, 2006
2) Fujibayashi S, et al：Complication associated with lateral interbody fusion：nationwide survey of 2998 cases during the first 2 years of its use in Japan. Spine (Phila Pa 1976) 42：1478-1484, 2017
3) Sakai T, et al：Risk management for avoidance of major vascular injury due to lateral transpsoas approach. Spine (Phila Pa 1976) 41：450-453, 2016

V

リハビリテーション

Q1 分離症のリハビリテーションは？

Q2 分離症の治療後のスポーツ復帰はどうする？

Q3 分離症の再発予防はどうする？

Q4 分離症の発生予防はどうする？

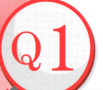

Q1 分離症のリハビリテーションは？

　保存治療は，基本的に患部の局所安静を要します．そのためには，あらゆるスポーツ活動の休止が望ましいことは，誰しもが理解できると思います．しかしながら，分離症の患者さんのほとんどは，アスリートであり，長期間の活動休止が身体能力の低下だけでなく，復帰時のモチベーションの低下にもつながります．

　"すべてのスポーツ活動の休止"という指示を言うのは簡単ですが，実際に発育期のスポーツ少年少女を目の前にして，現実的には簡単にはいきません．治療中，どこまでしていいのか？　何をすべきか？を，我々は考えていかなければならないと思います．しかしながら，科学的根拠に基づいたリハビリテーションプログラムは，未だ確立されていないのが現実であり，分離症の治療に関わるみなさんが力を合わせて確立していくべきだと思います．

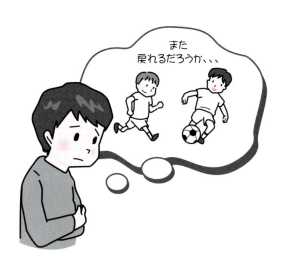

現在のところ，早期診断できた患者(超初期・初期)[1,2]，またL5(最尾側腰椎)以外では最終的な骨癒合率が良い点などから[3]，L3やL4の超初期・初期では装具装着しながら，早目の運動再開を許可してもよいのではないかと，筆者らは考えています(ただし科学的根拠に基づいた証明はできていません).

● 文献

1) Sairyo K, et al：Conservative treatment for pediatric lumbar spondylolysis to achieve bone healing using a hard brace：what type and how long？：Clinical article. J Neurosurg Spine 16：610-614, 2012
2) Sakai T, et al：Conservative treatment for bony healing in pediatric lumbar spondylolysis. Spine (Phila Pa 1976) 42：E716-E720, 2017
3) Goda Y, et al：Analysis of MRI signal changes in the adjacent pedicle of adolescent patients with fresh lumbar spondylolysis. Eur Spine J 23：1892-1895, 2014

Q2 分離症の治療後のスポーツ復帰はどうする？

　保存治療により無事骨癒合が得られたとしても，数ヵ月に及ぶ安静期間の直後に競技復帰すれば，当然のことながら，再発や他の傷害を引き起こす可能性が高いと思われます．

　どの時点で競技復帰してよいのか（再発しないのか）について，現時点では科学的証拠が少なく，確実なことは言えませんが，なんらかの指標を決めて，少しずつ前に進めていくしかないのが現状です．筆者らは，まず柔軟性の獲得を復帰の目安にしています[1]．

　各種スポーツにおいて求められる動作には競技特異性もあり，それぞれに応じた対応をしていくべきでしょう[2]．すでに競技別復帰プログラムを作成して，取り組まれている施設もあり，ぜひ参考にすべきだと思います[3]．

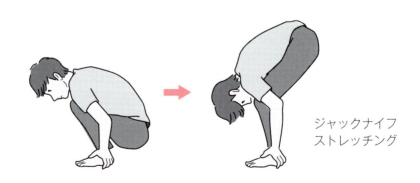

ジャックナイフストレッチング

● 文献
1) Sato M, et al：Active stretching for lower extremity muscle tightness in pediatric patients with lumbar spondylolysis. J Med Invest 64：136-139, 2017
2) Iwaki K, et al：Physical features of pediatric patients with lumbar spondylolysis and effectiveness of rehabilitation. J Med Invest 65：177-183, 2018
3) 酒巻忠範ほか：発育期初期（疲労骨折性）腰椎分離症．極めるアスリートの腰痛，文光堂，東京，34-51, 2018

> **こう考える！** 復帰時の装具はどうする？

　無事骨癒合が得られたとしても，いきなり現場でフル活動すると，安静治療によりナマっていた身体もビックリするかと思います．何より，最近は MRI で骨髄の状態が把握できるようになったこともあり，以前と比較して早期復帰できているかと思います．しかしながら，疲労骨折を起こしたということは，疲労骨折を起こすべく身体的特徴があるはずです．同じように競技をしていても，疲労骨折を起こさない人は沢山いますよね．よって何らかの肉体改造をして，その身体的特徴を変えない限り，同じことを繰り返す（再発する）可能性が高いと思います．

　筆者らは，骨癒合しても，その後 1 ヵ月間を競技復帰に向けてのコンディショニングの期間とすることを勧めています．コンディショニングとは，日本オリンピック委員会の言葉をお借りすると，「目的とする試合に向けての期間を限定された中での調整と，日常的なトレーニングをいかによりよい状態で効果的に継続していくかということへの対応」とされています．復帰後，最高のパフォーマンスを発揮するためには，身体の調整と共に環境への適応ということも大事だと思います．

　筆者らは，骨癒合後，復帰に向けての装具を処方しています（図 21）．これだけで，ある程度の腰椎伸展予防ができるかと思います．前述しましたが，復帰に向けてはまず柔軟性の獲得が重要です．筆者らは，この復帰用装具を装着しながらでも十分にプレーできるような股関節・胸郭の可動性を獲得することを，コンディショニング期間中の目標として掲げるようにアドバイスしています．

　当初，このような装具を装着しながらスポーツできるのか？　と心配もしておりましたが，「装着していることで，体幹の軸がしっかりする」などの現場の声も聞こえており，意外と装着に対するコンプライアンスは良さそうです．

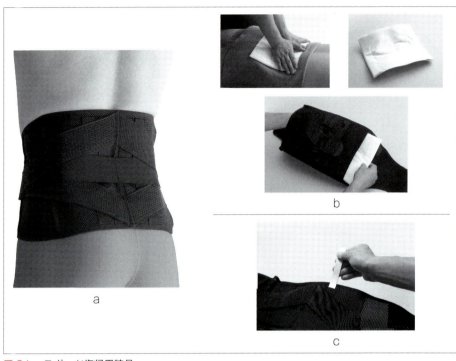

図21 スポーツ復帰用装具
筆者らが使用しているスポーツ復帰用軟性装具(ライトブレース・RS, アルケア社製)を示す(a). ジャストフィットの個対応ステー(b), 腰部固定帯に使用されるアルミステー(c)やプラスチックステーもオプションとしてパッケージされており, 腰部の制限に応じて3種類のステーを入れ替えることで, さまざまな制限に応じた使い分けが可能である(図:アルケア社提供).

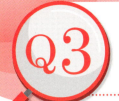

Q3 分離症の再発予防はどうする？

　筆者らは，せっかく保存治療により無事骨癒合が得られたのに，再発して病院に帰ってくる子供が多いことに気づきました．また，他の医師からも，そのような患者さんが多く存在していることを聞いていました．

　筆者が，ある施設に限定し，再発している患者さんはどのくらいいるのか？　について調査してみたところ，保存治療で骨癒合が得られたのに，再発して戻ってきた子供たちは，非常に残念なことに4人に1人の割合でみられました[1]．

　この場合の"再発"とは，全く同じ部位だけでなく，他の脊椎高位・反対側などすべての部位を含んだ結果です．幸いにも再発した子供たちは，早めに再診していただき，即対応できたからか，全員骨癒合が得られました．これらの子供たちは，保存治療中に何もリハビリテーションをしていなかったわけではありません．田舎の施設だったこともあり，通院の問題などもありますが，一般診療における一般的なリハビリテーションのみでの対応でした．

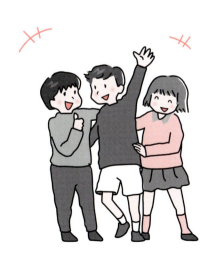
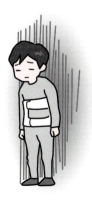

この事実は，発育期分離症の患者さんには，競技復帰に向けた特別なリハビリテーションプログラムの必要性を実感させる結果となりました．

　現在，早期復帰を目指したリハビリテーションを確立しようと，みなさまが努力されていますが，果たして再発を予防できるかどうか期待しているところです．また，再発予防できるプログラムを確立することは，分離症の発生自体の予防にもつながりますので，非常に重要な課題と考えています．

● 文献
1) Sakai T, et al：Conservative treatment for bony healing in pediatric lumbar spondylolysis. Spine（Phila Pa 1976） 42：E716-E720, 2017

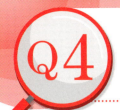
Q4 分離症の発生予防はどうする？

　最もよいのは，分離症を発生させないことです．多方面からのアプローチが考えられます．現実的に可能かどうかはわかりませんが，筆者のアイデアも含めて述べさせていただきます．

患者側の要因
　前述したように，腰部への負荷を低減するための体幹トレーニングのほか，胸郭・股関節の柔軟性の獲得に，常日頃から取り組むべきです．また，剣道における胴，サッカーにおけるレガース，野球におけるヘルメットなどのように，予防対策としてスポーツ時になんらかのコルセットを巻いておくというのも1つのアイデアかと思います．特に，胸郭や股関節が硬い子供，体幹筋力が弱い子供，親が分離症を持っている，などの要素がある子供には，オススメしてよいかもしれません．

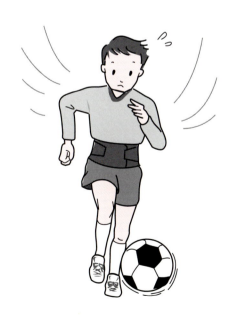

環境側の要因

　分離症を疲労骨折の1つとして考えると，スポーツのやり過ぎが大きな原因ですので，練習量を減らし，合理的でかつ効率的・効果的な活動となるように取り組むべきです．平成30年に，スポーツ庁から「運動部活動の在り方に関する総合的なガイドライン」が策定・公表されました．そこでは，学期中は，週当たり2日以上の休養日を設ける，オフシーズンを設ける，1日の活動時間は平日では2時間程度，などの基準が述べられているので，関係者は認識しておくべきです．

医療従事者側の要因

　現場で疑いのある子供をスクリーニングできれば，もっと早く骨折する前に見つけることが可能だと思います．そのようなスクリーニングができる所見を見つけること，システムを構築することも非常に重要だと思います．

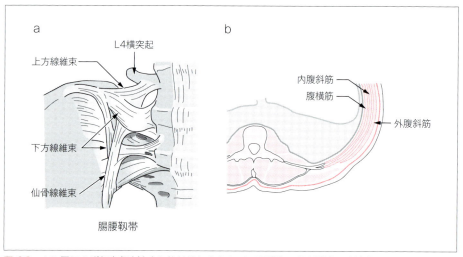

図22　L5周囲の詳細な解剖(a)と体幹筋とL4までの腰椎との解剖学的関係(b)
a　L5の横突起周囲には腸腰靱帯がびっしりと付着している．
b　体幹筋は胸腰筋膜となり横突起に付着している．

こう考える！ 体幹トレーニングで予防できる？

　最近，どのような競技においても，どのような疾患においても体幹筋力の重要性が認識されるようになりました．体幹筋の筋力増強は確かに重要であるし，リハビリのメニューにも積極的に取り入れています．しかしながら，体幹トレーニングをすることにより腰椎分離症が予防できるでしょうか？　私見を述べさせていただこうと思います．

　前述したように，腰椎分離症は圧倒的に最尾側腰椎（L5）に発生することが多いです．他の脊椎高位との血管支配の相違点から，L5は治りにくいのではという話も述べましたが，実はまだ他にも相違点があります．
　正確には解剖学の成書を見ていただきたいですが，L5は最尾側腰椎であり，しっかりと骨盤と連結しなければならないせいか，L5の横突起には腸腰靭帯というしっかりした靭帯が付着しています．一方，体幹筋は最終的に背部に回ると，胸腰筋膜となり腰椎の横突起に付着しますが，これはL4までと考えられます（**図22**）．

　このような解剖学的相違点もあることから，おそらく体幹トレーニングはL5以外の分離症には影響を与えそうですが，L5の分離症予防に関しては難しいのではないかと思いますが，みなさまいかがでしょうか？

VI

スポーツ種目と分離症

- **Q1** 分離症とサッカー
- **Q2** 分離症と野球
- **Q3** 分離症と陸上競技

Q1 分離症とサッカー

　筆者が以前，分離症の検診結果について徹底的に文献を検索した結果（ただし英語と日本語で書かれた論文のみ），3編見つかりましたが，サッカー競技者における頻度は8.7〜8.8％程度で[1]，一般人における頻度よりもやや高い程度でした．いずれも1970年代〜1990年代前半の古い邦文であり，単純X線写真のみでの検診でもあり，サッカー競技者における頻度については，再検の必要があるかと思います．

　本邦では1993年にJリーグが発足し，その後サッカー人口は増加しています．ジュニアの選手も増加しており，発育期からレベルの高い練習をされているかと推測します．実際に，分離症患者にはサッカー競技者が多い印象です．筆者の淡路島での外来では，発育期分離症患者全体の25％がサッカー選手でした．ちなみに野球・ソフトボールが34％，ランナーが15％でした．

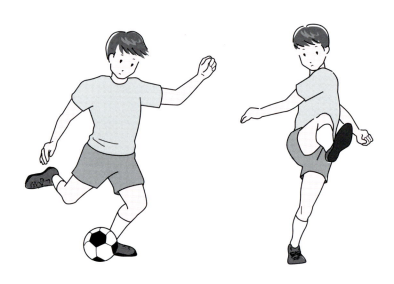

サッカーというと，腰を伸展・回旋しながらボールを強く蹴っているイメージが強く，分離症の発生に強い結びつきがあるように思えますが，サッカーの試合中にボールに触れている合計時間は，実は90秒と短く，ほとんどが走り続けている競技です．実際に2014年のワールドカップでは1試合について平均33回のダッシュを繰り返していたというデータもあります．これらの点からみると，サッカー競技における分離症発生については，サッカーボールから離れた部分にも視点を置いていく必要があるかもしれません[2]．

● 文献

1) Sakai T, et al：Incidence and etiology of lumbar spondylolysis：A review of the literature. J Orthop Sci　15：281-288, 2010
2) Chmura P, et al：Analysis of motor activities of professional soccer players during the 2014 World Cup in Brazil. J Hum Kinet　56：187-195, 2017

Q2 分離症と野球

　前述しましたように野球選手において，分離症は非常に高頻度でみられます．調査する母集団・団体により差はあるものの，筆者らの調査では平均約16.4%であり[1]，計算上，一般人における頻度の2.5倍ということになります．野球では投球や打撃に走塁など，さまざまなポジションによって求められる動作が異なります．過去の文献などを見ますと，どの動作によっても分離症は引き起こされそうです．

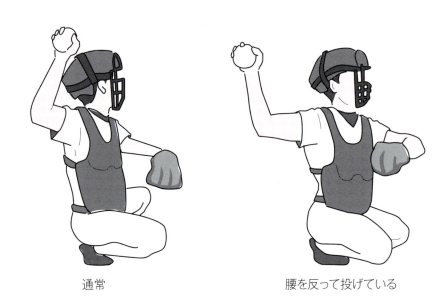

通常　　　　　　　　　　　腰を反って投げている

●文献

1) Sakai T, et al：Incidence and etiology of lumbar spondylolysis：A review of the literature. J Orthop Sci 15：281-288, 2010

> **こう考える！** ポジションと分離症の発生
>
> 　分離症を引き起こす原因としての身体特性については，ポジションの特異性はあると思います．未だ科学的な証明はできていませんが，例えば，キャッチャーでは座ったままや中腰での投球回数が多くなるため，胸郭の硬さがあると，腰部への負荷を代償的に引き起こすのではないかと思われます．打撃練習にしても，ピッチャーの投球動作にしても，股関節の広い可動域と強烈な安定性がなければ，腰部への負荷は大きくなると思います．これらのことは競技復帰に向けてのリハビリテーションのキモとなると思います．

Q3 分離症と陸上競技

　野球ではピッチングやバッティング動作，サッカーではキック動作が繰り返されることが容易に想定でき，なんとなく腰に影響を与えそうだと考えるかと思いますが，実は陸上競技選手，特にトラック＆フィールドの競技選手にも，分離症は多く発生しています．このことは，走っているだけでも分離症は起こる，ということを示唆する事実であります．

　筆者らのグループでは，動作解析という研究を行い，ダッシュしている時の腰椎と骨盤の動きはサッカーのシュートを繰り返している動作に類似していることを見出しました[1]．このことから，やはり走っているだけでも分離症が起こりうることがわかります．また，ジョギングでは負荷は少なそうです．あくまでも健康なボランティアを用いた研究においてですが…．

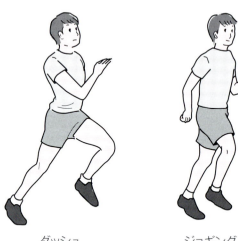

ダッシュ　　　　　ジョギング

● 文献

1) Goto T, et al：Dash-associated spondylolysis hypothesis. Spine Surg Relat Res, in press

こう考える！ 走り込みとの関連

　これは，筆者の息子が習っていたサッカー教室や，近所の公園で練習している陸上選手を観察しているときに，気づいたことから始まった研究です．子供たちが，サッカーを練習するといっても，実際にボールに接している時間はそれほど長くないですよね．

　サッカーや野球選手に腰椎分離症が多いことから，キックやバッティング・ピッチングといった目立つ動作に目が行きがちですが，どのようなスポーツ競技においてもいわゆる"走り込み"の練習はしています．

　もしかすると，"走り込み"が分離症の発生要因になっている可能性も考えられますね．

VII

非典型例・難治例・類似疾患

- Case 1　分離症は本当に疲労骨折？
- Case 2　骨はついてるけど…
- Case 3　Laminolysis
- Case 4　初診時，反対側に終末期分離症がみられた症例
- Case 5　上・下関節突起骨折
- Case 6　腰椎以外の分離症

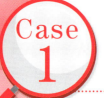

Case 1 分離症は本当に疲労骨折？

分離症は本当に疲労骨折なのか？ そう思わす症例に遭遇したこともあります．

11歳の女児．腰痛を訴えて来院した．圧痛部位に一致したMRIでの画像所見を認めた．STIR像でL4椎弓根に骨髄浮腫様の輝度変化を認め，超初期分離症と診断し，スポーツ活動の休止および硬性体幹装具を装着し，保存治療を行った．

5週間後にはMRI所見は縮小傾向であり，10週目には消失した（丸印）．しかしながらL5の左側の椎間関節周辺に新たな輝度変化を生じ始めた（矢印）（図23）．

本人・母親に問いかけたが，指示はきちんと守れていたようである．また，L4が2ヵ月程度で治癒しているのが，それを証明している．

結果として，L4は問題なく，L5左側下関節突起の骨折となった．ちなみに，母親も分離症を持っていることが判明している（図24）．

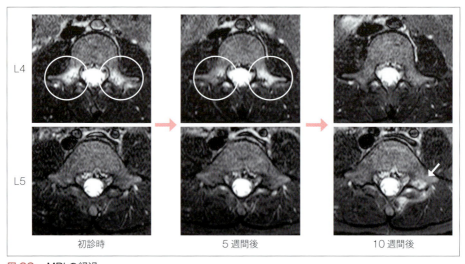

図23　MRIの経過

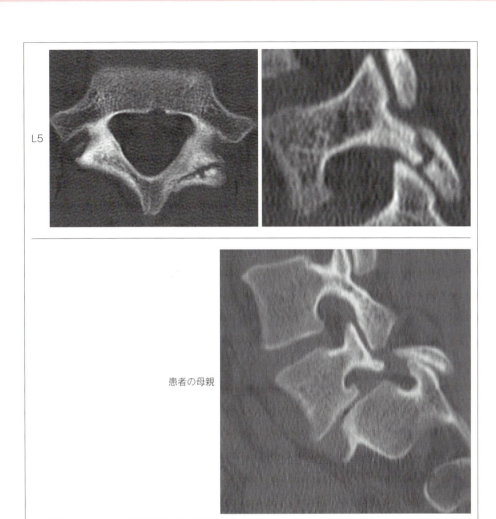

図24 最終結果と母親の画像
安静を保っていたにもかかわらず，L5左側下関節突起が完成していた（上図）．母親も分離すべり症で受診していた（下図）．

　分離症は遺伝性なのか？　疲労骨折説以外の要因を示唆する重要な症例と考えています．

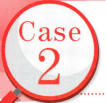

Case 2　骨はついてるけど…

　14 歳の女性．短距離選手．数ヵ月続く左臀部から下肢にかけての痛みを訴えて来院した．

　椎間板ヘルニアでみられる SLRT などの陽性所見はなく，動作時の痛みだけを訴えていた．前医では単純 X 線写真のみの撮影で，原因は不明といわれていた．

　MRI では特に問題なさそうにみえるが，CT を撮影し観察すると，L5 左側の関節突起間部に自然治癒した分離症と思われる所見がみられ，同部位で骨棘（いわゆる ragged edge）を形成しているのが判明した（図 25）．

　終末期分離症はいわゆる偽関節であり，偽関節部周辺では骨萎縮像を呈す患者もいれば，骨増殖像を呈す患者もいます．骨増殖した場合には，ragged edge を形成し神経根を圧排することが知られていますが，本症例では骨連続性が得られているにもかかわらず，症候性の ragged edge を形成したという点で，珍しい症例だと思います．

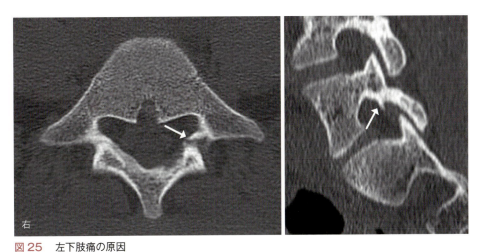

図 25　左下肢痛の原因
おそらく分離症が起こりかけていたのが，なんとか自然治癒はしたけれど，爪痕(ragged edge)を遺していったものと思われる．

Case 3 Laminolysis

　時折，椎弓を縦断するように骨折線が椎弓内部を走る症例もみられます．単純X線写真では，側面像では骨折線がよくわかるのに斜位像ではわかりにくい，というような現象が起こります．CTでみると，椎弓(lamina)が二重になっているのがよくわかります(図26)．

　このような形態を示す分離症は，普通の分離症がSpondylolysisと呼ばれるのに対して，Laminolysisと呼ばれています[1,2]．治療は，通常の分離症に準じますが，筆者の経験では，初診時にはすでに終末期あるいは終末期に近い進行期であることが多いです．

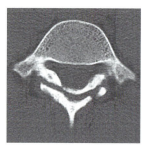 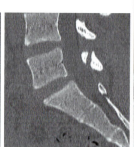 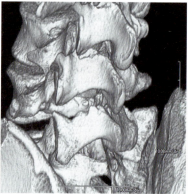

図26　Laminolysisの1例
(文献1)より引用)

● 文献

1) Sakai T, et al：Adolescents with symptomatic laminolysis：report of two cases. J Orthop Traumatol 11：189-193, 2010
2) Miyagi R, et al：Two types of laminolysis in adolescent athletes. J Orthop Traumatol 13：225-228, 2012

Case 4 初診時，反対側に終末期分離症がみられた症例

　時折，進行期分離症でありながら反対側に終末期分離症がみられる症例に遭遇します．筆者らの経験上からは，このパターンの予後が最も悪いです（図27）．最近の症例を後ろ向きに検討した結果では，3例と少ない症例ではあるが全滅でした[1]．つまり，3例とも保存治療の甲斐なく，骨癒合が得られませんでした．また，初期の分離症であった2例中1例も保存治療をしたにもかかわらず，骨折が進行してしまいました．ちなみに同じ椎弓に存在していた潜在性二分脊椎は治療成績には影響なさそうでした．

　このような例に関しては，もう少し症例数を重ねた結果が必要と思われますが，反対側の終末期分離症の存在は，どうやらクセモノのようです[1,2]．

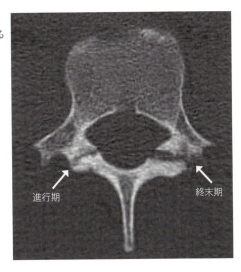

図27 予後が悪い例
初診時に，すでに反対側に終末期分離がみられる進行期の分離症は，保存治療抵抗性である．
（文献1）より引用）

文献

1) Sakai T, et al：A bony healing of discontinuous laminar stress fractures due to contralateral pars defect or spina bifida occulta. Spine Surg Relat Res 3：67-70, 2019
2) 辰村正紀ほか：片側終末期分離症の対側に発生した腰椎分離症における新鮮分離部の癒合率．日臨スポーツ医会誌 25：367-373, 2017

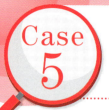

Case 5 上・下関節突起骨折

　17歳の男性．バレーボール選手．ほぼ1年続く腰痛を訴えて来院した．あちこちの病院で診察を受けるも，原因不明とされていた．胸郭・股関節周囲筋の硬さが目立ち，腰椎伸展・回旋により疼痛誘発され，分離症同様の身体所見であった．

　CTをよく見てみると，S1左側の上関節突起と，L2左側の下関節突起下縁の骨折がみられました（図28）．便宜上"骨折"としましたが，これを正しく"骨折"と呼べるかどうかは，筆者にはわかりません．いわゆる関節ネズミのように，その背景には椎間関節の離断性骨軟骨炎や滑膜性骨軟骨腫症などがあるかもしれません．

　治療は，pain sourceの確認も兼ねてブロック注射を行い，徹底的に胸郭・股関節のmobilityの向上に努めていただきました．その結果，S1上関節突起骨折は骨癒合が得られ，腰痛は軽減しましたが，L2の下関節突起骨折はどうやら偽関節となっており，関節ネズミのように時折L2/3の椎間関節の痛みが強くなるようです．

　基本的に，分離症は関節突起間部の骨折ですが，このような症例もあることを覚えおいた方が良さそうです．

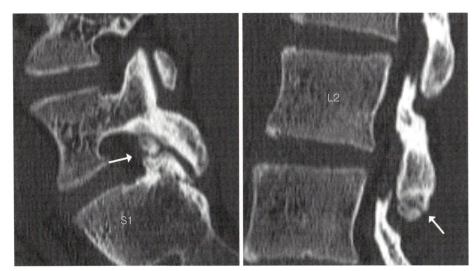

図 28 分離症の亜型
S1 左側の上関節突起と,L2 左側の下関節突起下縁がみられる.分離症とよく似た症状を呈する.

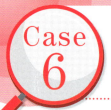

Case 6 腰椎以外の分離症

　頚椎・胸椎とも頻度は高くありませんが，時折遭遇します．筆者らも報告してきました．頚椎においては，ほとんどが C6 とされていますが，筆者の経験では C2 も時折見かけます[1]．これまでの報告からすると，柔道選手やアメリカンフットボール選手などコンタクトスポーツでは多く発生してそうです[2,3]．レベルの高い新体操選手では T10，11 にみられました[4]．

● 文献

1) Kimura T, et al：Compression myelopathy due to proliferative changes around C2 pars defects without instability. Asian Spine J 10：565-569, 2016
2) Sasa T, et al：Cervical spondylolysis in a judo player: a case report and biomechanical analysis. Arch Orthop Trauma Surg 129：559-567, 2009
3) Alton TB, et al：Pediatric cervical spondylolysis and American football. Spine J 14：e1-5, 2014
4) Jha SC, et al：Stress fracture of the thoracic spine in an elite rhythmic gymnast：A case report. J Med Invest 63：119-121, 2016

おわりに

　腰椎分離症について，筆者が学んできたことを思うがまま書かせていただきましたが，治療を成功させるために最も大事なことは，患者である子供たちと信頼関係を築くことだと思います．子供の大人を見る目は，正直だと思います．赤ん坊は自分を大事にしてくれる人のことは，その人の名前も知らなくても寄り添います．子供達は，自分のために一生懸命している人かどうかを，本能的に見抜く目を持っているだろうな，と思います．

　「分離症の治療が上手くいったことがないです」と，残念な声を聞くことも少なくないですが，どれだけ熱意を持って治療にあたっているかに比例するのでは，と感じています．本書を手に取って読んでいただいた方々には，ぜひ熱意を持って，子供達のミカタ（味方）になって欲しいと願います．大好きなスポーツを休ませてまで分離症の骨を治すべきかどうかと，問われることも少なくないですが，未来ある子供達の将来の不安要素を一つでも解決するのが，我々の使命だと信じています．

　本書では，現時点で筆者がわかること，考えていることを述べてきましたが，将来見直した時に，間違っていたなと思うところがあれば，訂正・改訂させていただこうと思っています．そもそも研究とは，既存の教科書を変えるためのものだと思っていますし，変えていかねばと思います．疑問に感じたことなどあれば，ぜひ遠慮なく意見をいただきたいと思います．

　本書を執筆するにあたって，筆者を指導してくださった諸先輩方，これまで一緒に診療・研究を手伝ってくれたスタッフの皆様に，感謝申し上げます．

　令和元年5月

　　　　　　　　　　　　　　　　　　　　　　　　　　　　　　　　酒井紀典

索引

欧文

AI	18
Buck 法	48
communicating synovitis	33
CT	16
extreme lateral interbody fusion（XLIF）	53
fibrocartilaginous mass	36
floating lamina	35
Joint by joint theory	38
Jリーグ	68
Laminolysis	80
MRI	19
pain source	82
ragged edge	36, 78

い

遺伝性	77
遺伝的要因	6

か

科学的根拠	38
下関節突起骨折	82
下肢症状	35
関節突起間部	2, 30, 33
関節ネズミ	82

き

偽関節	30, 33
競技別復帰プログラム	58
胸腰筋膜	65
局所安静	56

く

隅角	41

け

経皮的椎弓根スクリュー	48
血行	30

こ

硬性装具	26
骨棘	78
骨端線	39
骨年齢	40
骨癒合率	29
根性論	42
コンディショニング	59

さ

再発	59, 61
再発予防	61
坐骨神経痛	36
サッカー	68

し

柔軟性	63
手術適応	46
上関節突起骨折	82
症状	10
人工知能	18
身体所見	12
身体的特徴	59

す

スクリーニング	64
スコッチテリア犬	14, 15
ストレッチング	38
すべり	39
スポーツ庁	64
スポーツ復帰用装具	60
スマイリーフェイスロッド法	51

せ

成長軟骨板	39
制動性	28
線維軟骨性組織	36
仙骨疲労骨折	20
先天性	5

そ

早期診断	14, 16
装具	59

た

体幹トレーニング	38, 65
ダッシュ	27, 72
単純X線写真	14

ち

長管骨	35
超初期	19
腸腰靭帯	65
治療方針	24

つ

椎間関節	33
椎間孔狭窄	42
椎弓	2
椎弓根スクリュー	48
椎体間固定	53

て

低侵襲化	50

と

動作解析	72
疼痛管理	33

な

鳴門骨	8
軟部組織	35

に

二次骨化核 …………………………… 40, 41

は

廃用性筋萎縮 ………………………… 27
走り込み ……………………………… 73
発生予防 ……………………………… 63

ひ

被曝量 ………………………………… 18
病期 …………………………………… 16
病期分類 ……………………………… 16
頻度 ………………………………… 4, 29

ふ

分離部滑膜炎 ………………………… 33
分離部修復術 …………………… 46, 48
分離部修復術の歴史 ………………… 48
分離部造影像 ………………………… 34
分離部ブロック …………………… 33, 34

ほ

ポジション …………………………… 71

や

野球 …………………………………… 70

ゆ

有症率 ………………………………… 7
誘発テスト …………………………… 12

よ

腰痛 …………………………………… 10
予後 ……………………………… 25, 81

り

陸上競技 ……………………………… 72
リハビリテーション ………………… 38
リハビリテーションプログラム …… 62

れ

練習量 ………………………………… 64

検印省略

腰椎分離症のミカタ

定価（本体 2,200円＋税）

2019年5月1日　第1版　第1刷発行
2019年6月21日　　同　　第2刷発行

監修者　西良 浩一（さいりょう こういち）
著　者　酒井 紀典（さかい としのり）
発行者　浅井 麻紀
発行所　株式会社 文光堂
　　　　〒113-0033　東京都文京区本郷7-2-7
　　　　TEL（03）3813-5478（営業）
　　　　　　（03）3813-5411（編集）

©西良浩一・酒井紀典, 2019　　　　　印刷・製本：真興社

乱丁，落丁の際はお取り替えいたします．

ISBN978-4-8306-2739-2　　　　　　　　　Printed in Japan

・本書の複製権，翻訳権・翻案権，上映権，譲渡権，公衆送信権（送信可能化権を含む），二次的著作物の利用に関する原著作者の権利は，株式会社文光堂が保有します．
・本書を無断で複製する行為（コピー，スキャン，デジタルデータ化など）は，私的使用のための複製など著作権法上の限られた例外を除き禁じられています．大学，病院，企業などにおいて，業務上使用する目的で上記の行為を行うことは，使用範囲が内部に限られるものであっても私的使用には該当せず，違法です．また私的使用に該当する場合であっても，代行業者等の第三者に依頼して上記の行為を行うことは違法となります．
・JCOPY〈出版者著作権管理機構 委託出版物〉
本書を複製される場合は，そのつど事前に出版者著作権管理機構（電話 03-5244-5088，FAX 03-5244-5089，e-mail：info@jcopy.or.jp）の許諾を得てください．

アスリートに謎の腰痛は無い！

極める アスリートの腰痛
100%を超える復帰

編集 **西良浩一** 徳島大学教授

「腰痛難民アスリートをなくしたい！」

☆非特異的腰痛は，4つの病態を抑えることで，そのほとんどが攻略できる．

☆原因不明と言われ非特異的腰痛に苦しむアスリートの「痛み」の謎を説き，治療後に「100%を超える身体」として現場復帰を促すことを極意とした書．

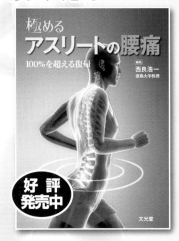

好評発売中

B5判・232頁・2色刷（一部4色刷）
定価（本体 **5,500**円＋税）
ISBN978-4-8306-2738-5

● 目 次

PART Ⅰ 非特異的腰痛 85%の謎
　1 特異的腰痛と非特異的腰痛

PART Ⅱ 国内における非特異的腰痛の現状
　1 多施設共同研究からみた非特異的腰痛の現状
　2 スポーツドクターからみた非特異的腰痛の現状
　3 アスリートからみた非特異的腰痛の現状

PART Ⅲ アスリートの特異的腰痛と非特異的腰痛の攻略
　A red flag 腰痛
　　1 発育期初期（疲労骨折性）腰椎分離症
　B 特異的腰痛
　　2 腰椎椎間板ヘルニア
　C 非特異的腰痛
　　3 椎間板性腰痛
　　4 HIZ による椎間板性腰痛
　　5 椎体終板変性 Modic Type 1 change
　　6 椎間関節性腰痛
　　7 仙腸関節障害

PART Ⅳ 100%を超えるための運動療法
　1 Joint by Joint Theory に基づく Mobilization と Stabilization
　2 動作評価に基づく段階的コンディショニングトレーニング
　3 腰痛へのピラティスアプローチ

PART Ⅴ 100%を超えるための低侵襲手術
　1 局所麻酔 Transforaminal PED
　2 Thermal annuloplasty
　3 分離部修復術
索引

文光堂 https://www.bunkodo.co.jp 〒113-0033 東京都文京区本郷7-2-7 tel.03-3813-5478/fax.03-3813-7241